À Ghislaine
Amitié

Yves P

L'ENFER DU SYSTÈME DE SANTÉ

YVES LAMONTAGNE,
C.M., C.Q., M.D.

L'ENFER DU SYSTÈME DE SANTÉ

Des propositions pour en sortir

CARTE **BLANCHE**

Les Éditions Carte blanche
Téléphone : 514 276-1298
carteblanche@vl.videotron.ca
www.carteblanche.qc.ca

Distribution au Canada : Édipresse

© Yves Lamontagne, 2015

Dépôt légal : 2e trimestre 2015
Bibliothèque et Archives nationales du Québec
Bibliothèque et Archives Canada
ISBN (ePub) 978-2-89590-258-4
ISBN 978-2-89590-257-7

TABLE
DES MATIÈRES

AVANT-PROPOS

J'ai mis beaucoup de temps avant de choisir un titre pour ce volume. De nombreux titres accrocheurs m'apparaissaient tous plus intéressants les uns que les autres, tels que :

La médecine est malade

La relation gouvernement-médecin-malade

Le système de santé : un échec

Le médecin donne-t-il de bons services à la population ?

Le marché de la santé : médecine privée ou médecine publique ?

Ou encore :

Je suis LAMY-0000-000 (c'est mon numéro d'assurance-maladie du Québec).

Finalement, j'ai opté pour le titre *L'enfer du système de santé*, qui évoque le problème de base que vit la médecine d'aujourd'hui.

Depuis les dernières années, la profession médicale fait l'objet de critiques de plus en plus fréquentes et parvient de plus en plus difficilement à offrir des soins adéquats à la population. On constate une diminution de la confiance du public pour les médecins : le nombre de procès intentés à ceux-ci pour diverses fautes professionnelles augmente, les médecines douces ou parallèles deviennent de plus en plus populaires et les personnes qui, dans des livres ou articles de journaux, critiquent l'attitude des médecins envers leurs patients se multiplient. Bref, dans l'ensemble, on reproche aux médecins leur arrogance, leur manque de souci pour le malade, leur appât du gain, leur manque de chaleur humaine et leur inaccessibilité.

Le médecin a perdu la confiance absolue qu'il avait su inspirer jusque-là au malade. Avec le développement de la science médicale, le médecin a graduellement réduit son dialogue avec le malade et a commencé à le découper en petits morceaux, prélevant sur lui des échantillons de sang, d'urine, de selles ou de tissus analysés automatiquement. Sans parler des appareils sophistiqués qui engouffrent le malade et en donnent de magnifiques images en couleurs. Au cours de la consultation, certains médecins se réfèrent davantage à leur ordinateur qu'au patient et s'intéressent plus aux résultats de laboratoire reçus sur leur écran qu'ils n'écoutent leur malade. On ne se surprendra donc pas d'observer une détérioration de la relation médecin-malade.

J'ai travaillé comme médecin généraliste pendant deux ans avant de faire ma spécialité en psychiatrie. J'ai été « médecin de brousse » en Afrique lors de la triste guerre du Biafra. J'ai également travaillé comme chercheur-clinicien pendant plusieurs années. M'adonnant à d'autres activités maintenant, d'un côté, je côtoie encore des collègues mécontents, et de l'autre, je rencontre des individus qui, comme patients, sont totalement insatisfaits de la façon dont ils sont traités.

Ce volume est d'abord et avant tout une réflexion et un questionnement sur la médecine au Québec. Je ne prétends pas arriver avec des solutions miracles, je n'en ai pas. Je veux tout simplement amener le lecteur à se questionner lui aussi sur le système de santé et sur le monde de la médecine. Quelles sont les causes de la détérioration de notre système de santé ? Une mauvaise formation ou une rémunération insuffisante des médecins ? La technologie ? La bureaucratie ? Les hôpitaux ? Et quoi encore ? Quelles sont les solutions pour contrer cette détérioration ? Au fait, depuis le temps qu'on en parle, existent-elles vraiment ?

Je tenterai de réfléchir à certaines pistes de solutions en continuant de croire sincèrement qu'il existe, dans chaque système, quel qu'il soit, des avantages et des inconvénients, et que l'on a toujours intérêt à profiter des avantages et à amoindrir les inconvénients.

Les lecteurs désireux d'approfondir leurs connaissances sur le sujet trouveront de nombreuses références en bibliographie.

Bonne lecture.

INTRODUCTION

Avec l'âge, je suis moi-même devenu patient. Il y a quelques années, j'ai fait une hernie discale. Je ne pouvais absolument plus marcher. J'étais convaincu que ce problème pouvait être réglé et qu'il était impossible que je demeure dans cet état le reste de ma vie. Avant de consulter un physiatre, j'ai cru bon de m'adresser à un orthopédiste très connu et compétent avec qui j'avais travaillé lorsque j'étais interne. Pour ne pas le déranger, j'ai téléphoné à sa secrétaire pour savoir s'il pouvait m'accorder un rendez-vous d'urgence à la clinique externe de l'hôpital où il travaillait. En fin de journée, je me suis donc rendu de peine et de misère à la clinique, où, comme tout le monde – pourquoi pas ? –, je me suis trouvé un siège dans le corridor qui servait de salle d'attente et qui était encore bondé de patients. À la fin de la clinique externe, l'orthopédiste est sorti de son bureau et, avant même de me dire bonjour, m'a demandé : « As-tu donné ta carte à la secrétaire pour qu'elle t'ouvre un dossier ? » Je l'aurais tout simplement crucifié. Comment vouliez-vous que je me rende au bureau de la secrétaire alors que j'avais eu toutes les misères du monde à me rendre jusqu'à la clinique externe, d'autant plus qu'il n'y avait aucune indication permettant aux patients de savoir où était le bureau des rendez-vous ? Une fois dans son cabinet, où je me suis rendu sans aide – je m'enorgueillis de le dire maintenant –, monsieur le professeur me fait un court examen pour me dire qu'effectivement j'ai une hernie discale, qu'à ce stade-ci, c'est une bonne idée de consulter un physiatre et de revenir le voir quand je ne marcherais plus du tout.

L'entrevue et l'examen ont duré au plus une quinzaine de minutes. Mon confrère, qui m'avait au moins reconnu, n'a pas eu le temps de me demander où j'en étais rendu ni ce que je faisais de bon, ne se concentrant que sur mon « petit » problème. En sortant de son bureau, je me suis dit : « Une chance qu'il me connaît et que je ne suis pas monsieur tout le monde. » Dans un tel cas, comment aurais-je été traité ? Sûrement pas mieux. De plus, pour la première fois, je sentais que je n'étais ni un collègue ni un patient, mais un dossier et une carte d'assurance-maladie. Je me sentais dépersonnalisé et j'avais l'impression que lorsque le médecin dicterait des notes dans mon dossier, pour se faire payer, il se souviendrait de moi comme de LAMY-0000-0000.

Plus récemment, j'ai eu la chance d'être le premier patient à utiliser un nouvel appareil d'électrocardiographie dans un grand hôpital de Montréal. Alors que je marchais sur le tapis roulant, le cardiologue, qui n'avait même pas daigné me dire bonjour, a continué à parler avec le représentant de la compagnie. En aucun temps, pendant l'examen, ne m'a-t-il adressé la parole ni même demandé mon nom ; par contre, il débordait d'intérêt pour celui qui lui expliquait toute la sophistication de l'instrument. Quand j'en ai eu assez, j'ai moi-même décidé de mettre fin à l'examen. Sympathique comme tout, vous ne trouvez pas ?

Enfin, une amie me racontait avoir vu un chirurgien pour une masse au sein : pendant la vingtaine de minutes où elle se trouvait dans son bureau, le médecin n'avait pas daigné la regarder, révisant sur son ordinateur tous les tests qu'elle avait passés. Dans les trente dernières secondes, il lui annonça qu'elle n'avait rien de grave, mais qu'elle devait être suivie aux six mois par son gynécologue.

« Je l'aurais étranglé », m'a-t-elle dit. Elle avait raison. Selon elle, les médecins ne traitent plus les gens de façon humaine, mais plutôt comme des cobayes. Elle se demandait si, dans l'avenir, les gens réussiraient même à voir leur médecin puisque tant de choses peuvent maintenant être faites grâce à la technologie, aux vidéos et aux ordinateurs.

Que faut-il retenir de ces histoires? Que la dépersonnalisation des malades et la déshumanisation des soins de santé s'accentuent de jour en jour. Il faut savoir que le médecin est payé à l'acte et que plus il accumule d'actes, plus il gagne d'argent; puisque parler n'est pas un acte médical, il ne se donne plus la peine de parler plus pour ne pas perdre de temps. On fait passer des analyses, des tests, d'autres analyses, de routine ou de contrôle, et on agit sans penser que le malade aimerait en savoir plus sur son état et aurait peut-être son mot à dire. Si les honoraires des médecins n'avaient pas été établis par des avocats et des bureaucrates, pour qui tout doit être défini et comptabilisé, en serait-il autrement? Si les facultés de médecine ne formaient pas des robots en dévalorisant les sciences humaines au profit des sciences pures, la relation médecin-malade serait-elle meilleure? Si la technologie était moins facilement accessible, les médecins prendraient-ils plus de temps avec chacun de leurs patients? Enfin, si le système de santé était moins rigide, moins compliqué et moins sectorisé, y trouverait-on plus d'humanisme? Je discuterai de ces points dans les pages qui suivent.

1

L'ENFER DU SYSTÈME DE SANTÉ

La bureaucratie

À partir de la Révolution tranquille, notre province a donné naissance à une nouvelle élite. C'est à ce moment qu'est arrivée la bureaucratie puissante qui administre et contrôle notre système de santé. La bureaucratie a donc envahi tout le système de santé, et ce à un point tel que même la Commission Rochon constatait, il y a plusieurs années, que « le système est tellement complexe, réglementé, embourbé et traversé de conflits, qu'il est à toutes fins utiles ingouvernable. »

En plus des bureaucrates qui s'occupent du système, d'autres organisent des comités et des commissions parlementaires, et participent à la rédaction de rapports sur différents thèmes touchant la santé. Dans tous ces comités, on trouve rarement des professionnels de la santé qui travaillent directement avec les patients. Tous ces rapports et tous ces comités étudient des problèmes, mais apportent trop peu souvent des solutions concrètes.

Dans les années 70, le célèbre vulgarisateur scientifique Fernand Séguin déclarait : « Ce genre de pensée qui confond les mots et les réalités, c'est une pensée prélogique, magique. On crée des comités, on écrit des rapports et on dit que c'est fait. Nous vivons dans une société sous-développée.» Comme il avait raison ! *Bureaucratite, comitite, commissionite :* trois maladies qui affectent notre système de santé.

Dans la situation actuelle, les professionnels de la santé sont éloignés des centres de décision et sont peu consultés au moment d'établir des politiques de santé ; pourtant, ce sont eux qui sont les plus proches des malades et qui connaissent le mieux leurs besoins.

Et ça continue :

«L'urgence de Saint Luc est débordée : 50 patients cordés dans les corridors.» (*La Presse*, 27 janvier 1988).

«Sainte-Justine : six heures avant de voir un médecin.» (*La Presse*, 27 janvier 1988).

«Urgences, la situation ne s'est guère améliorée en 97-98.» (*La Presse*, 14 septembre 1998).

On dirait que c'est dans le journal d'hier.

D'autres exemples qui parlent

En 2014, le commissaire à la santé et au bien-être, Robert Salois, a dévoilé un rapport sur l'évolution de la situation dans les urgences. En 2012-2013, le nombre de visites à l'urgence a été de 3,4 millions. Sur une population de 8,1 millions, c'est beaucoup plus que dans les autres pays de l'OCDE. Parmi celles-ci, 2,3 millions ont été des visites ambulatoires, ce qui signifie que plus de 60 % des personnes qui se sont présentées à l'urgence n'étaient pas des cas complexes et auraient pu être traitées ailleurs. Dans l'enquête, près de 45 % de ces patients ont affirmé qu'ils auraient plutôt consulté leur médecin de famille, s'ils avaient pu le faire. Le commissaire ajoute que depuis dix ans, les visites à l'urgence des gens de 75 ans et plus ont augmenté de 30 %. Cette tendance ira en augmentant à cause du vieillissement de la population. Selon le rapport, en 2023, une personne sur trois sur civière à l'urgence aura 75 ans et plus. Selon monsieur Salois, cette situation est inacceptable.

Un meilleur soutien en première ligne, la prise en charge des malades chroniques, l'informatisation du réseau et une revue de la rémunération des médecins font partie des solutions avancées. Au-delà des ressources financières et matérielles, ce dont le système souffre le plus, c'est d'un problème d'organisation, pense le commissaire.

Compte tenu des nombreuses règles administratives, on ne sait plus ce qui est urgent ou non, on déshumanise et on « fonctionnarise » les soins. Par exemple, une dame âgée parfaitement autonome ne répond pas aux critères bureaucratiques pour se faire opérer d'urgence pour des cataractes. Comme elle ne voit pas bien, quelques mois plus tard, elle fait une chute dans l'escalier et se fracture la hanche. Transportée à l'urgence en ambulance, elle subit finalement une intervention pour une prothèse à la hanche. Depuis ce temps, elle n'a toujours pas été opérée pour ses cataractes et elle vit maintenant en centre d'accueil en raison de sa mobilité restreinte. Imaginez les coûts engendrés par l'illogisme de la situation et la déchéance de cette pauvre dame.

C'est de cette façon que fonctionne le système depuis des années, et ce, aux frais des contribuables. Ce manque d'initiative et de direction déteint sur tout le reste de la vie économique : diminution de la productivité, cloisonnement des tâches, embauche de personnel supplémentaire, incapacité de licencier un employé improductif et promotion selon l'ancienneté sans pouvoir tenir compte des habiletés du travailleur.

Mon père, hospitalisé aux soins palliatifs d'un grand hôpital de Montréal, avait un jour demandé à la préposée aux repas de rapprocher son plateau. On lui répondit alors : « Appelez l'infirmière, ce n'est pas ma tâche. »

Impolitesse, manque d'initiative, absence de compassion, intransigeance et improductivité. On manquait d'infirmières pour donner des soins : celles-ci étaient affairées à des tâches qui auraient facilement pu être accomplies par d'autres, s'il y avait eu un peu de souplesse dans la répartition du travail.

Sur un plan plus large, lors de la création des groupes de médecine de famille, j'ai assisté à une réunion du ministère de la Santé où l'on expliquait les types de contrats que les médecins devaient signer. On a alors présenté une paperasse plus compliquée que celle entourant l'engagement de l'ONU envers l'Afghanistan. Pourquoi faire simple quand on peut faire compliqué ?

Dans son livre *Des idées pour le Québec*, l'économiste Alain Bonnin résume bien la situation : « Ce n'est pas en raison de la concurrence internationale que nous tirons de l'arrière. C'est parce que notre législation du travail est la moins adaptée à la réalité nord-américaine, parce que nos conventions collectives et nos règlements bureaucratiques paralysent l'initiative et encouragent le faible rendement. »

Pour alimenter encore la discussion, comparons maintenant la bureaucratie de notre système de santé avec celle du système de la Suède. Au Québec, pour une population de 8 millions d'habitants, le personnel non soignant totalise 100 389 employés alors que, pour une population de 9,4 millions d'habitants, la Suède en compte 36 460. Le nombre de fonctionnaires à notre ministère de la Santé est de 2 286, soit 685 cadres, professionnels et fonctionnaires directement au ministère de la Santé et 1 601 à la Régie de l'assurance-maladie du Québec (RAMQ). La Suède, elle, s'organise avec

260 fonctionnaires, dont 4 postes de ministres, 20 postes politiques et 236 fonctionnaires. Grande différence.

Ajoutons que les technologies informatiques sont omniprésentes en Suède : le taux de prescriptions électroniques en première ligne atteint 100 % contre 11 % au Canada, et presque 100 % des dossiers sont électroniques alors qu'au Québec, cette avancée est encore à l'état de projet.

Qu'attendons-nous pour aller de l'avant ? Quand en aurons-nous assez de notre immobilisme ? Devant ces faits, il n'est pas étonnant de constater que les Québécois soient insatisfaits de leur réseau public de santé.

Les Québécois insatisfaits de leur réseau public de santé

Les résultats d'un sondage international récent du Commonwealth Fund montrent bien l'insatisfaction des Québécois à l'égard de leur système de santé.

En se comparant avec dix autres pays, le Québec arrive en avant-dernière place (23 %), juste avant les États-Unis (22 %) et derrière le Canada (35 %), qui est au huitième rang de dix pays, sur la question du bon fonctionnement du système de santé. De plus, 65 % des Québécois estiment que le réseau a besoin de « changements fondamentaux » et 12 % croient qu'il faut « rebâtir le système au complet ». Autre résultat inquiétant : 32 % des Québécois ont dû attendre plus de deux mois pour voir un spécialiste, le pire résultat des pays qui ont répondu à l'enquête.

De son côté, l'Institut canadien d'information sur la santé (ICIS) a récemment publié des données sur le système de santé canadien. On apprend que l'accès à un médecin de famille diminue d'année en année au Canada et que le Québec est l'une des provinces où la situation est la plus difficile à cet égard. Quant aux spécialistes, le temps d'attente pour les consulter augmente : en 2003, le pourcentage de Canadiens qui devaient attendre trois mois ou plus pour voir un spécialiste était de 10 % ; il est passé à 17 % en 2011. Il y a tout lieu de penser que le Québec se situe aussi à ce niveau.

L'avenir ne s'annonce pas rose

Dans un document d'orientation publié en septembre 2010, le commissaire à la santé et au bien-être souligne que, dans les années à venir, il y aura une augmentation de la population vieillissante, de communautés culturelles et d'individus vivant sous le seuil de la pauvreté.

Cela veut dire que d'ici 25 ans, la proportion de personnes âgées passera de 13 à 24 % avec une forte augmentation de personnes très âgées. Quant aux communautés culturelles, on prévoit que leur nombre continuera d'augmenter avec les années (la proportion des personnes immigrantes était de 11,5 % au moment du sondage). Finalement, on prédit que l'augmentation des gens à faible revenu provoquera une augmentation des besoins en services et une hausse de problèmes sociaux et de santé à long terme.

Dans la société vieillissante de demain, ce seront les problèmes des aînés qui exigeront les efforts les plus considérables. N'oublions pas que l'espérance de vie augmente graduellement, la fécondité est sous le seuil de remplacement des générations et le vieillissement des baby-boomers crée un nouveau portrait social des aînés.

Comme le démontre le tableau suivant, au Canada, la longévité augmente graduellement avec les années, tant chez les hommes que chez les femmes.

Espérance de vie

Année	Hommes	Femmes
1930	60 ans	62 ans
1996	75,7 ans	81,5 ans
2008	78,2 ans	83,4 ans
2016	81 ans	86 ans

Actuellement, un homme de 60 ans a 25 % de chances de vivre au-delà de 95 ans. Le 1er juillet 2009, on dénombrait près de 1,3 million de personnes de 80 ans et plus au Canada, soit 3,8 % de la population canadienne. Parmi celles-ci, 6000 avaient 100 ans et plus. Selon les récentes projections démographiques, l'effectif des centenaires au pays atteindrait environ 15 000 personnes au début des années 2030. De 1981 à 2005, le nombre d'aînés est passé de 2,4 à 4,2 millions, et il devrait passer à 8 millions en 2026, ce qui représentera 21,2 % de la population canadienne.

Dans ces circonstances, assisterons-nous à l'apparition de mouvements militants du pouvoir gris en réponse à l'impossibilité des gouvernements d'acquiescer à leurs demandes ? Par exemple, de très nombreux baby-boomers déménagent à la campagne ou dans de plus petites villes proches d'un hôpital. Les hôpitaux, qui sont vus comme un fardeau financier, devront plutôt devenir un outil de développement économique pour ces villes, sans oublier tout l'aspect des services à domicile et des soins de longue durée qui deviendront de plus en plus populaires de même que les médicaments dont la consommation explosera. Enfin, les aînés actuels en perte d'autonomie peuvent encore compter sur leurs enfants, mais les baby-boomers, aînés de demain, ont eu moins d'enfants et ceux-ci demeurent maintenant plus loin de leurs parents que dans le passé.

Dans une telle situation, comment les soins de santé seront-ils administrés ? Comment le travail sera-t-il organisé ? Quelle sera la nouvelle approche en santé face aux aînés ? Incapables de régler les problèmes actuels, comment les gouvernements futurs réussiront-ils à maîtriser le monstre ? Bonne chance !

La technologie

Selon l'ancien ministre Claude Forget, le progrès technologique a rendu la pratique médicale synonyme de l'application de techniques par des médecins de plus en plus embrigadés dans un système complexe et bureaucratique. Il est vrai qu'au cours des dix dernières années, de nouveaux appareils ont été mis sur le marché, permettant de faire des analyses plus précises ou encore en plus grand nombre à la fois. À l'exception de certaines techniques chirurgicales, où la technologie a vraiment été mise au service du malade, la plupart des appareils actuellement sur le marché ne changent en rien l'état du malade ; ils permettent tout simplement de mieux détecter certaines maladies.

Les nouvelles technologies exigent des ressources financières importantes en raison de leur coût, de leur entretien et de l'ajout de personnel compétent. Combien de malades paient pour « passer un scanneur » au moindre bobo, comme si l'appareil allait leur procurer une guérison miraculeuse, et combien de médecins cèdent à leurs pressions pour éviter les confrontations ou même les poursuites ? Il en va de même pour les laboratoires d'hôpitaux, qui se sont développés de façon exponentielle sans aucun plan d'ensemble. Dans le domaine des tests biochimiques, la majorité des instruments ne sont pas utilisés à plein rendement. Par exemple, il existe un appareil qui fait 16 analyses sanguines simultanément, à raison de 300 spécimens à l'heure; cela représente 4800 analyses à l'heure. Selon un technicien d'un hôpital universitaire montréalais qui désire conserver l'anonymat, si cet appareil fonctionnait jour et nuit, un seul suffirait pour toute la ville de Montréal. Combien de laboratoires d'hôpitaux auraient pu fonctionner ainsi et vendre leurs services à des patients pendant les périodes creuses? Dans ce cas, des laboratoires privés comme Biron et Lab One, entre autres, n'auraient jamais vu le jour et les profits ainsi obtenus auraient pu être réinjectés dans le système public. Non seulement les nouvelles technologies coûtent très cher, mais uniquement pour mettre à jour notre parc technologique actuel, il faudrait 1,6 milliard de dollars par année pendant cinq ans selon le rapport Séguin sur la fiscalité publié en 2002 et qui semble être resté sur les tablettes depuis. Il y a lieu ici de rationaliser l'utilisation de la technologie dans divers centres hospitaliers et de s'organiser pour augmenter la productivité reliée à l'utilisation de ces appareils.

Les médicaments

Tel que rapporté antérieurement dans ce livre, le coût total des médicaments payés par l'État augmentera de façon foudroyante au cours des prochaines années. De plus, tous les maux de la terre semblent maintenant trouver leur guérison dans l'ingestion de pilules. Nous avons de meilleurs médicaments que par le passé et nous en aurons de plus en plus; il faudra pourtant en payer le prix. Des traitements plus efficaces et plus courts sont synonymes d'une diminution des hospitalisations, d'une réduction des effets secondaires et d'une amélioration de la qualité de vie chez les malades chroniques. Les malades vont mieux, mais ils doivent prendre leur médication plus longtemps, ce qui augmente encore le montant de la facture.

De plus, les médicaments représentent maintenant la panacée, on en prend à la moindre douleur et pour garder une jeunesse quasi éternelle. « Quand j'ai un petit mal de tête, j'attends que ça passe, mais quand j'en ai un gros, je prends Anacin », disait la publicité. Connaissez-vous quelqu'un qui a un petit mal de tête ? Quant à garder la jeunesse, les publicités pour le Viagra parlent d'elles-mêmes, sans compter les crèmes pour la peau, les rides, les vergetures ; hormones pour la ménopause et l'andropause ; médicaments pour couper l'appétit, diminuer l'anxiété, le stress ou pour contrer l'hypertension artérielle, le mauvais cholestérol ou l'Alzheimer, et j'en passe.

Pour ajouter au fardeau, chacun voudrait que tous ces produits soient payés par la Régie de l'assurance-maladie. À combien la facture s'élèvera-t-elle lorsque l'augmentation de la longévité entraînera inévitablement celle du nombre de médicaments ingérés chaque jour par chaque personne âgée ? Qui paiera cette note salée ? Les gouvernements ? Les compagnies d'assurances ? Les caisses de retraite ? Les régimes enregistrés d'épargne-retraite ? Beau casse-tête en vue.

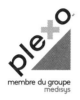

ple+o

membre du groupe
medisys

6100 avenue du Boisé
Montréal (Québec)
H3S 2W1

À QUI DE DROIT   Date : _____

Monsieur
Madame
_____

☐   S'est présenté pour raison médical le :

_____

☐   Doit cesser son travail du : _____

au : _____

Diagnostic

_____

_____

Docteur : _____

Les finances publiques

Abordons maintenant la question des finances publiques, le nerf de la guerre.

Depuis un an, on entend beaucoup parler de la dette du Québec et des intérêts payés chaque année, comme si auparavant, personne ne savait ou ne s'en préoccupait. Nous avons le taux d'endettement le plus élevé en Amérique du Nord. La dette dépasse les 100 milliards de dollars et, chaque année, 8 milliards de dollars des dépenses gouvernementales sont consacrés au paiement des intérêts de cette dette ; à lui seul, ce montant pourrait soulager en bonne partie le budget de la santé. Si quelqu'un ne comprend pas le besoin d'austérité, il n'aura qu'à consulter le dictionnaire !

Le professeur Marcel Boyer, du Département des sciences économiques de l'Université de Montréal, affirme que la performance économique globale du Québec traîne dangereusement derrière celle du reste du Canada et des États-Unis depuis plus de deux décennies. La situation a même tendance à se détériorer encore plus depuis le début des années 1990. Par exemple, les dépenses en santé augmentent d'année en année. Si celles-ci représentent 43 % du budget total du gouvernement aujourd'hui, ce pourcentage pourrait passer, si rien n'est fait, à 68 % dans les années 2030, et ce, principalement à cause du vieillissement de la population. Rien pour augmenter notre performance économique.

La plupart des gens ne connaissent pas le véritable coût des soins de santé parce qu'on ne leur facture pas les services médicaux et hospitaliers, ces derniers étant couverts par l'assurance-maladie financée par les fonds publics. Sans le savoir, de 2004 à 2014, le coût de l'assurance-maladie publique supporté par la famille canadienne moyenne a augmenté de 53,3 %, ce qui représente plus de 11 000 $ par famille.

Les gens seraient-ils contents d'apprendre que cette taxe déguisée augmente encore plus ?

Depuis longtemps, le Québec dépense plus qu'il ne gagne. Si la situation économique continue d'empirer, de sérieuses crises sont à prévoir : dégradation des services de santé et des services sociaux, baisse de la qualité de la formation universitaire et professionnelle, détérioration des infrastructures et de l'environnement, dépérissement des industries culturelles, bref, appauvrissement général de la population. Serons-nous fiers de laisser un pays bourré de dettes à nos enfants ? Comment feront-ils pour nous payer une place au centre d'accueil ? Seront-ils plus ouverts à l'euthanasie pour régler le problème des personnes âgées ? Souhaitons ne pas en arriver là !

2

LES SOLUTIONS POLITIQUES

On peut affirmer sans se tromper que le gouvernement connaît une crise financière et administrative. La solution improductive pour tenter de la régler consiste, selon Watzlawick, à faire un plus gros projet, à demander plus d'argent, bref, à faire plus de *la même chose*. Au Québec, il me semble que nous avons appliqué cette solution trop longtemps. On met et remet de l'argent dans le système, mais sans régler le problème de fond : l'organisation des services.

D'abord et avant tout, il faut modifier le système de l'intérieur en augmentant la productivité par l'amélioration de la gestion du personnel et du sentiment d'appartenance des employés, par un meilleur marketing des centres hospitaliers, par l'accroissement du bénévolat et par la modification des conventions collectives puisque les descriptions de tâches très rigides rendent la gestion du système difficile et parfois ridicule.

Mais avant tout cela, ne serait-il pas possible que les politiciens se mettent à travailler ensemble pour la population au lieu de débattre inutilement en commission parlementaire ou à la Chambre des communes pendant des heures ? J'ai participé à plusieurs commissions parlementaires où je voyais venir les questions que me posait l'opposition : on cherchait à me faire répondre en leur faveur pour contredire le parti au pouvoir. Et le parti au pouvoir en faisait autant. Je leur disais chaque fois que je ne tomberais pas dans le panneau. Tentative de manipulation stérile et déplacée.

Nous sommes trop souvent les témoins de ce triste spectacle – qui prend à l'occasion l'allure d'une bataille dans une porcherie. Au lieu de collaborer et de défendre la population, il faut absolument qu'un parti dénigre l'autre pour se faire du capital politique. De la petite politique !

En octobre 2007, le Collège des médecins du Québec a organisé un sommet où siégeaient divers représentants du milieu de la santé, des syndicats et des fonctionnaires. À la fin des trois jours de discussion, les participants ont voté sur différentes propositions, dont voici les cinq principales, avec le pourcentage des votes :

▶ Prioriser les soins aux patients plutôt que les aspects administratifs et bureaucratiques (93 %)

▶ S'entendre sur la participation financière des fondations (88 %)

▶ Vendre des services de laboratoire le soir et la nuit (70 %)

▶ Louer des locaux le soir, la nuit et les fins de semaine et des salles d'opération pour des soins non médicalement requis (61 %)

▶ Établir des programmes de motivation du personnel (57 %)

Comme on peut le constater, trois des cinq propositions portent sur des aspects financiers pour aider le système et deux touchent des aspects administratifs. Depuis huit ans, rien n'a été fait pour mettre ces idées en pratique.

Le « bœu » de La Tuque

L'ancien ministre de la Santé, Marc-Yvan Côté, était surnommé le « bœu » de Matane. Le Dr Gaétan Barrette est-il donc, lui, le « bœu » de La Tuque (sa ville natale) ? Une chose est certaine, c'est que le Dr Barrette ne fait pas dans la dentelle. C'est un homme qui pige vite et qui a bien souvent des solutions drastiques pour la majorité des problèmes. Il a toujours été comme ça et la politique ne le changera pas.

Au Québec, on gère par la consultation en groupe, par les sondages et selon la pression populaire par les marches dans les rues. Cette façon de faire est tout à fait à l'opposé de la manière de diriger de notre ministre de la Santé et des Services sociaux, qui connaît très bien tant les services de santé que la rémunération des médecins.

Le Dr Barrette est un livre ouvert qui dit ce qu'il pense, sans retenue, sans fioritures et sans diplomatie. Avec une telle attitude, il exprime certaines vérités que personne n'osait affirmer auparavant. Le Dr Barrette est un politicien hors norme qui ne fait pas dans la langue de bois, qui ne craint pas d'être attaqué, qui a une vision et qui charge comme un « bœu ». Il ose s'attaquer à des chasses gardées, à la bureaucratie si lourde du système de santé et aux privilèges des médecins suite à des négociations qu'il a lui-même parfois orientées vers l'argent au lieu du service au malade. Voilà pourquoi il n'hésite pas à dénigrer les médecins de famille, mais cible bien peu les médecins spécialistes. « Faites ce que je dis et non ce que je fais » et « autre temps, autres mœurs. »...

Devant les changements qu'il propose, la réaction normale et prévisible des gens du réseau de la santé est de refuser le changement et de soutenir le statu quo, et ce, même si la situation actuelle ne peut plus continuer. Malgré son manque de diplomatie et bien qu'il ne consulte pas les électeur ni ne communique avec eux, peut-être nous faut-il un « cowboy » comme le « bœu » de La Tuque pour « charger » les récalcitrants et arriver, peut-être enfin, à une meilleure accessibilité aux soins de santé, et ce, à meilleurs coûts.

Voyons justement les trois projets de loi qu'il propose.

Le projet de loi 10

Le projet de loi 10 est une réforme des structures du système de santé ; c'est un projet purement administratif. Il fusionnera les Centres de santé et de services sociaux (CSSS) et tous les établissements de santé de la province sous 33 Centres intégrés de santé et de services sociaux (CISSS). Il y a donc abolition des 18 agences régionales pour les remplacer par les CISSS.

Cette idée n'est pas complètement nouvelle puisque l'Institut sur la gouvernance d'organisations privées et publiques (IGOPP) a aussi proposé l'abolition des 18 agences régionales de santé pour les remplacer par de nouvelles structures, soit 10 régions de services qui auraient le mandat de déployer les fonds et les ressources en fonction des besoins de leur territoire. Dans chaque région, il y aurait une entité administrative chargée de planifier, d'organiser et d'administrer l'offre de services dans un territoire donné.

Toutes les recommandations de l'Institut découlent de la recommandation principale suivante :

« Outre le ministre de la Santé et des Services sociaux dont la responsabilité est de gouverner (et non de gérer), [...] la structure du système de santé devrait reposer sur une dizaine de régions de services tout au plus. La région de services aurait des pouvoirs importants dans la répartition des ressources matérielles, financières et humaines. [...] Le Conseil d'administration se composerait d'au plus

15 personnes crédibles et dont la majorité seraient des administrateurs indépendants. »

Cette recommandation ressemble étrangement à l'annonce du ministre ; elle va même plus loin en diminuant le nombre d'instances régionales. Si certaines compagnies ont leur siège social et leur conseil d'administration dans une ville et plusieurs filiales en régions ou même à différents endroits dans le monde, pourquoi cela ne serait-il pas possible avec une organisation en santé ?

Si les changements proposés par le ministre permettent de diminuer la bureaucratie, d'accroître les responsabilités et l'imputabilité des gestionnaires et de donner un meilleur service aux patients, bravo ! J'ai toujours cru qu'il fallait libérer la gestion du système de santé des petites influences politiques à courte vue ; plus simplement, il faut dépolitiser la gestion des services de santé. Les gouvernements doivent établir des politiques de santé et arrêter de faire de la politique avec la santé.

Par contre, ce n'est pas la première fois qu'on modifie les structures sans les diminuer. Churchill a déjà dit : « On structure nos structures et après, elles nous structurent. »

De leur côté, les analystes D. Osborne et T. Gaebler concluent : « Les systèmes publics actuels gaspillent la créativité, les talents et l'énergie. Ce n'est pas en dépensant plus ou en dépensant moins, en devenant public ou privé, qu'on va régler les problèmes, c'est en réinventant les fonctions. »

Depuis les années 60, nos gouvernements et les syndicats ont développé des structures lourdes et complexes qui tentent de gérer tous les aspects de la vie des citoyens. Il est grand temps d'en finir avec cet immobilisme. Le ministre Barrette réussira-t-il à remettre en marche cette lourde machine ?

Si le ministère ne développe pas davantage de tentacules, si les conseils d'administration des CISSS sont vraiment constitués de gens indépendants de la politique et si ces nouvelles entités jouissent de liberté décisionnelle et du financement nécessaire pour bien gérer les services de santé et les services sociaux dans leurs régions, c'est à ce moment-là que l'on pourra enfin applaudir cette réforme.

Le projet de loi 20

La première partie du projet de loi 20 a pour but d'améliorer l'accès de la population aux médecins de famille et aux médecins spécialistes.

Ce projet de loi stipule que les médecins de famille devront assurer le suivi clinique d'un nombre minimal de patients et consacrer un nombre minimal d'heures à certaines activités médicales comme des interventions à l'urgence d'un établissement et des suivis de grossesse. Les omnipraticiens qui ne rempliront pas leurs quotas subiront des réductions de salaire.

Il faudra attendre que le gouvernement adopte un règlement pour savoir quel sera ce nombre minimal d'heures devant être pondéré en fonction des types de patients suivis, du temps passé à l'hôpital et des autres activités réalisées par le médecin (l'enseignement, par exemple). Quant aux médecins spécialistes, ils devront eux aussi recevoir en consultation un nombre minimal de patients qui sera également déterminé par un règlement.

La deuxième partie de la loi modifie les conditions d'accès à la procréation assistée et élimine la couverture publique de la fécondation in vitro. Elle impose aussi les normes de pratique de la fécondation in vitro que doivent suivre les médecins et les cliniques, sous peine d'écoper d'amendes.

Je suis convaincu que le ministre va « reculer » sur le projet de loi 20 et y faire de nombreux amendements. Peu de détails sont connus à son sujet et, à première vue, il me semble créer beaucoup de bureaucratie avec ses critères de pondération qui obligeront les médecins à remplir encore plus de formulaires. Le ministre devrait savoir que quand on pratique une médecine humaine, le temps de consultation est très variable selon les patients et selon leurs problèmes. Il ne s'agit pas ici de regarder des radiographies des os, par exemple, où aucune interaction avec le malade n'est requise.

Cela ne veut pas dire que les médecins de famille et les spécialistes n'ont aucun tort. Sans aucun doute doivent-ils mieux s'organiser, de leur côté, pour répondre à la demande sept jours sur sept. Voici un exemple récent:

Le petit fils d'une amie de la famille a reçu un coup lors d'un match de hockey un samedi après-midi. La blessure à l'arcade sourcilière demandait quelques points de suture. Sa grandmère l'a amené dans quatre cliniques médicales de la Rive-Sud de Montréal où on lui a signalé qu'il n'y avait pas de médecins avant lundi. Elle a contacté Info Santé, et on lui a dit de se rendre à l'urgence de l'hôpital Pierre-Boucher. Après six heures d'attente, le jeune homme en est ressorti avec cinq points de suture. *Shame on you*, comme dirait l'autre.

Comment se fait-il que les médecins de ces quatre cliniques de la Rive-Sud ne puissent pas s'organiser pour ouvrir à tour de rôle au cours des fins de semaine afin de répondre aux urgences mineures? Il serait facile d'avoir un numéro de téléphone unique indiquant quelle clinique est ouverte de 8 h à 22 h. Comment voulez-vous que la population défende les médecins quand elle est victime d'une si mauvaise organisation? On peut au moins dire pour une fois que ce n'est pas la faute du gouvernement. Comment voulez-vous qu'un ministre soit content quand il apprend cela?

Quand j'étais président du Collège des médecins du Québec, une dame m'a appelé pour me raconter qu'elle s'était présentée à une clinique avec son fils de deux ans qui était très fiévreux. Un écriteau stipulait que la clinique fermait à 19 h. La jeune mère s'était présentée à 18 h 10. À 19 h, personne ne s'était encore occupé d'elle. Quelle ne fut pas sa surprise d'entendre la jeune femme médecin lui dire qu'elle devait aller chercher son fils à la garderie et qu'en conséquence, il lui faudrait plutôt aller à l'urgence avec son fils. Très poliment, la dame lui a suggéré d'inscrire que la clinique fermait à 18 h, ce qui permettrait de voir tous les patients avant 19 h. Rien à faire. Un autre patient envoyé à l'urgence. Quelle frustration et quelle anxiété pour cette mère inquiète !

Après avoir écouté son histoire, je lui ai suggéré de faire une plainte au Collège puisque c'était inacceptable. Elle a refusé, prétextant qu'elle ne pourrait se présenter à nouveau à cette clinique et qu'elle ne voulait pas avoir d'ennuis. Elle n'a pas voulu non plus que je téléphone à la jeune femme médecin pour lui dire ma façon de penser.

Compte tenu des honoraires que reçoivent les médecins, pensez-vous que celle-ci n'était pas en mesure de retenir les services d'une personne pour aller chercher fiston à la garderie à sa place ? On a beau critiquer les fonctionnaires, on a ici un bel exemple de médecine de fonctionnaires. Heureusement, ces exemples ne sont pas généralisés.

De leur côté, combien de spécialistes remettent des rendez-vous pour toutes sortes de raisons et s'adonnent régulièrement au golf ou au ski quand ils ont fait assez d'argent ? Un ami m'a fait remarquer les stationnements des hôpitaux le vendredi après-midi : presque vides. Absence de patients ou de docteurs ?

Il y a longtemps, on entrait en médecine comme en religion ; il ne manquait que la chasteté. Dans mon temps, on entrait en médecine comme dans une profession. De nos jours, on y entre comme dans un métier. C'est ce qu'écrivait une jeune médecin dans le Bulletin du Collège. Un « métier spécial », insistait-elle. Une chance !

Si les médecins ne mettent pas la main à la pâte et n'aident pas plus les citoyens par des actions concrètes, la population encouragera sans aucun doute les actions drastiques des politiciens à l'égard des médecins. Au lieu de passer des messages publicitaires à grands frais et à l'heure de grande écoute pour se plaindre, la Fédération des médecins spécialistes (FMSQ) devrait plutôt mettre de l'avant des solutions concrètes, ce qui serait beaucoup plus apprécié du public. Quant à la Fédération des médecins omnipraticiens (FMOQ), elle a suivi la FMSQ avec le même genre de message. De plus, le président écrit des lettres dans les journaux en réponse à celles d'un ancien fonctionnaire qui n'apprécie pas particulièrement les médecins. Puis ce fut au tour de la Fédération des infirmières et infirmiers (FIIQ) et de l'Association des pharmaciens propriétaires (AQPP). Les quatre joueurs les plus importants du système de santé continuent à se servir des médias pour défendre leurs intérêts au lieu d'offrir des solutions. Comme d'habitude, demander plus d'argent, c'est bien, mais offrir des solutions serait tellement mieux.

Si les médecins ne s'impliquent pas pour améliorer concrètement le système de santé, ils n'auront qu'à en subir les conséquences. D'ailleurs, un sondage publié dans la revue *L'actualité* montrait que 52 % des sujets enquêtés sont d'accord pour que la rémunération d'un médecin de famille qui ne répond pas aux attentes fixées par l'État soit réduite. D'autres sondages de même que plusieurs journalistes pointent les effets pervers du paiement à l'acte. Joseph Facal rapporte :

« Le paiement à l'acte est un mode de rémunération dépassé, inefficace, rempli d'effets pervers et qui ne fait qu'un gagnant : le médecin. Il n'y aura pas de vraies avancées tant que l'on ne fera pas d'une majorité de médecins des salariés, privés ou publics, dont la rémunération tiendra évidemment compte du niveau de responsabilités et de la durée des études.»

Encore ici, on voit que la population commence à en avoir ras le bol. Tous les médecins devraient savoir qu'on n'entre pas en médecine comme on devient pompier. Les pompiers sont payés pour attendre à la caserne jusqu'à ce qu'un feu se déclare alors que les médecins sont payés pour être continuellement dans le feu de l'action. Si cela ne leur plaît pas, qu'ils deviennent pompiers.

Par contre, selon une étude du Commonwealth Fund, seulement 50 % des médecins de famille du Québec sont avertis quand leur patient reçoit un congé de l'hôpital alors que 97 % des omnipraticiens des Pays-Bas reçoivent rapidement cette information. En ce qui a trait aux hospitalisations à l'urgence, ce n'est guère mieux : 34 % des médecins québécois disent être informés. Enfin, 30 % des médecins de famille ont répondu au questionnaire en rapportant que les médecins spécialistes n'envoyaient pas souvent les rapports contenant des informations pertinentes au sujet des patients. Enfin, en 2010, seulement 31,6 % des médecins québécois utilisaient des dossiers électroniques, le pire résultat au pays. Le ministre Barrette s'est plaint des sommes investies dans l'informatisation et du peu de résultats.

On a beau critiquer les médecins de famille, cette étude démontre que ceux-ci manquent d'outils importants pour être plus efficaces, sans parler de la difficulté d'obtenir les résultats d'examens de laboratoire, de radiologie de même que le résumé de la consultation avec un médecin spécialiste. L'accessibilité aux soins de santé passe par la porte d'entrée des médecins de famille, qui, malheureusement, travaillent dans un système mal organisé et défaillant à plusieurs niveaux.

Souhaitons que les changements proposés par le ministre de la Santé permettront aux médecins de travailler avec des moyens du 21ᵉ siècle. Souhaitons aussi que tous les médecins comprennent qu'il n'est plus temps d'être le meilleur joueur de l'équipe, mais d'avoir la meilleure équipe de joueurs, où l'esprit de collaboration domine et où chacun est conscient du fait que l'argent ne pousse pas dans les arbres, surtout au Québec.

Encore récemment, le Collège des médecins rappelait à ses membres leur responsabilité collective :

« L'organisation des services et les choix personnels doivent se prendre en tenant compte de cette responsabilité qui incombe à la profession médicale. »

Comme on le constate, la responsabilité sociale du médecin se retrouve plus que jamais au cœur des débats de société. Il est grand temps pour les médecins de se prendre en main, de mieux s'organiser comme groupe de professionnels de la santé et d'établir des plans concrets pour offrir leurs services à la population, tout en gardant une vision réaliste de ce que doit être l'amélioration des services de santé. Ils doivent cesser de voir le changement avec des yeux de victimes et devenir des architectes de l'avenir.

Il sera beaucoup plus facile avec une telle attitude de travailler avec le ministre de la Santé au lieu de se regarder comme chien et chat. Il en va de notre avenir à tous.

Pour terminer, un mot sur la procréation assistée. Il est grand temps de faire le ménage dans ce dossier. L'implication de l'État dans la procréation assistée n'a été qu'une réponse politique à des pressions venant de personnes connues dans le milieu du *show-business*. Il est temps de revoir le programme dans son ensemble et de bien prendre en compte l'exagération des utilisateurs et les coûts réels impliqués.

Le projet de loi 28

Avec le projet de loi 28, le ministre des Finances se donne la possibilité de négocier des ententes avec les compagnies pharmaceutiques, ententes qui permettraient le versement de ristournes ou l'application de rabais sur des médicaments pour le gouvernement. Le ministre pourrait cependant garder intacts les prix des franchises payées par les citoyens.

Le projet de loi impose également une réduction des honoraires que les pharmaciens reçoivent de la Régie de l'assurance-maladie.

Dans mon livre *Et si le système de santé vous appartenait!*, je suggérais au ministre de la Santé de maîtriser l'augmentation phénoménale de la facture des médicaments en : jouant mieux la carte des médicaments génériques ; en imposant des preuves scientifiques sur les avantages d'un médicament par rapport à un autre (en termes de rapport coût-bénéfice) avant d'inscrire un nouveau produit sur la liste des médicaments remboursés ; en mettant en place un système d'achat en gros de médicaments à l'échelle de la province, comme on le fait pour l'achat de vins et spiritueux ; et en exigeant des entreprises pharmaceutiques de faire des dons corporatifs au ministère de la Santé en fonction de leurs ventes au gouvernement (ceux-ci devraient être plus importants pour les compagnies de médicaments génériques qui ne participent pas à la recherche sur de nouveaux médicaments). Mes suggestions semblent correspondre en partie à ce projet de loi.

Quant à la question de diminuer les honoraires des pharmaciens, l'ex-présidente de l'Ordre des infirmières et infirmiers du Québec (OIIQ) et moi-même avons eu des discussions acerbes avec l'Ordre des pharmaciens sur le partage d'activités faites par les médecins. L'Ordre des pharmaciens ne voulait rien céder aux infirmières, qui pourtant peuvent accomplir presque tous les mêmes actes que les pharmaciens voulaient s'approprier et ce, à moindre coût puisqu'elles font partie du personnel salarié et ne sont pas des travailleurs autonomes. Mais pour des raisons politiques, l'Ordre des pharmaciens a en bonne partie gagné. Les politiciens semblent avoir tout simplement oublié les coûts de ces procédures et que le bénévolat, ce n'est pas pour tout le monde, incluant les pharmaciens. D'ailleurs, le ministère négocie depuis des mois avec les pharmaciens pour déterminer les tarifs des nouveaux actes délégués aux pharmaciens. Quand et comment cela finira-t-il? Combien tout cela coûtera-t-il aux contribuables au terme de cette longue, très longue négociation – d'autant plus que l'ancienne présidente de l'Ordre des pharmaciens siège maintenant comme députée de l'opposition?

3

RECOMMANDATIONS

Après avoir fait état des déboires de notre système de santé et avoir présenté dans leurs grandes lignes les projets de loi du gouvernement pour réformer notre système de santé, j'aimerais maintenant présenter certaines solutions pour aider le ministère de la Santé à mieux fonctionner dans le climat de détresse financière actuel.

Je me permettrai de faire certaines recommandations sur les plans politique, administratif et clinique.

Sur le plan politique

Il faut :

► arrêter de faire de la politique avec la santé et faire des politiques de santé ;

► accorder plus d'autonomie aux dirigeants des établissements de santé ;

► appliquer les recommandations des Commissions Clair et Arpin sur le financement public et privé du système de santé ;

► définir le cadre général des politiques et des stratégies visant à obtenir de meilleurs résultats et à accroître l'imputabilité de tous les professionnels de la santé ;

► soutenir de nouvelles sources de financement pour permettre la transformation du système de santé, par exemple :

- Pourquoi ne pas établir un partenariat public-privé pour certains services non médicaux comme la buanderie (on en parle dans les journaux) ou l'entretien ménager ?

- Combien d'examens demandant une technologie de pointe pourraient être faits par contrat, dans des cliniques affiliées à des centres hospitaliers en ophtalmologie, en radiologie et en physiatrie, par exemple ? Le centre hospitalier de Plattsburgh, dans l'État de New York, pourrait nous donner d'excellentes idées sur ce sujet.

- Pourquoi les laboratoires d'hôpitaux ne pourraient-ils pas vendre des services au privé (en récoltant des profits) en dehors des heures d'ouverture au lieu de laisser dormir une instrumentation très dispendieuse ?

- Pourquoi ne pas procéder à des interventions d'un jour chez des patients privés le soir ou la nuit puisque des salles d'opération sont fermées seize heures par jour ? Cela permettrait aussi de réaliser des profits et de les réinjecter dans le centre hospitalier pour l'ensemble des patients, sans oublier que des lits de jour seraient libérés pour d'autres patients.

Toutes ces propositions sont conformes aux conclusions du rapport Arpin sur la complémentarité du secteur privé dans le système de santé et à deux des recommandations de la Commission d'étude sur les services de santé et les services sociaux (Commission Clair). Nous devons continuer de développer un accès universel aux services de soins de santé de base, mais les financer par une variété de sources, publiques et privées.

D'ailleurs, cette complémentarité avec le secteur privé existe déjà depuis plusieurs années. Pensons aux Centres de soins de longue durée privés conventionnés, aux projets Prisme, développés en collaboration avec une compagnie pharmaceutique, et aux Coopératives Santé, pour ne citer que ces exemples.

Finalement, tout cela revient à créer et soutenir un partenariat pour la santé. À cet effet, le gouvernement doit cesser de jouer à l'autruche et de taire la vérité. La contribution de divers pourvoyeurs privés doit nécessairement devenir visible et imputable. Même si, à l'avenir, des frictions sont possibles à cet égard, le gouvernement doit mieux comprendre la façon dont les marchés fonctionnent dans le secteur de la santé et développer des politiques et des incitatifs pour canaliser le comportement du secteur privé vers des buts qui sont socialement acceptables.

En conclusion, le gouvernement et son ministère de la Santé doivent cesser de « faire » et de « ramer » pour se mettre à « penser » et à « tenir le gouvernail ».

Sur le plan administratif

Il faut :

▶ simplifier les conventions collectives du secteur de la santé afin d'assouplir les descriptions de tâches et laisser plus d'initiatives aux travailleurs. Il est inconcevable que celui qui pèle les patates ne puisse donner un coup de main à celui qui lave la vaisselle ;

▶ réduire la bureaucratie. Dans la vision bureaucratique du

système de santé, il y a bien plus d'idéologie que de science ; il est temps que cela change ;

► augmenter la collaboration entre les médecins, les administrateurs, les autorités régionales et les syndicats, collaboration fondée sur une confiance mutuelle plutôt que sur la chasse au pouvoir et sur un partenariat beaucoup plus important. Toute politique qui met l'accent exclusivement sur l'un des collaborateurs et qui néglige les interactions avec les autres produira sans aucun doute des effets indésirables ou conduira directement à l'échec ;

► soutenir davantage les organismes philanthropiques. Dans leurs campagnes de souscriptions publiques, les fondations hospitalières devraient à l'avenir inclure des projets d'amélioration des services cliniques et de soins aux malades au lieu de demander uniquement de l'argent pour du béton ou des appareils technologiques.

De leur côté, les administrateurs du réseau doivent :

► rapprocher les décisions de l'action en décentralisant et en favorisant l'initiative locale ;

► optimiser la prestation de service dans un contexte de restrictions budgétaires. L'ingéniosité est de mise ;

► déréglementer l'encadrement de la main-d'œuvre. Par exemple, revoir le principe immuable de l'ancienneté, opposée à la compétence ;

► inviter les médecins à revoir leurs offres de service (plages horaires, organisation du travail, partage des actes médicaux, etc.).

Sans une collaboration étroite et une communication claire entre le ministère de la Santé, les administrateurs et les professionnels de la santé, toute initiative de changement sera vouée à l'échec.

Sur le plan clinique

Les professionnels de la santé doivent aussi participer au changement. Ainsi, il leur faut :

► favoriser l'accessibilité aux soins de première ligne et à domicile ;

► renforcer les équipes multidisciplinaires ; les médecins doivent collaborer davantage avec les autres professionnels de la santé. Il ne s'agit plus d'être le meilleur joueur de l'équipe, mais d'être la meilleure équipe de joueurs, comme je l'ai mentionné auparavant. Cette réorganisation des activités médicales peut fort probablement régler, en partie du moins, la pénurie qui semble exister dans certains secteurs ou certaines régions.

► orienter les patients vers les centres offrant aux meilleurs coûts les soins les plus appropriés. Dans un tel scénario, les soins primaires seront donnés à domicile, dans les cabinets privés et dans les centres d'hébergement. Les soins secondaires seront donnés dans certaines cliniques spécialisées ainsi que dans les centres locaux de services communautaires (CLSC) quand c'est possible et dans les hôpitaux locaux. Quant aux soins tertiaires, ils devraient être offerts dans les grands hôpitaux.

► favoriser une utilisation plus efficiente des ressources et les diriger là où les besoins sont les plus grands ;

► développer la télémédecine si utile pour les consultations en régions éloignées. Le Québec a été un précurseur dans ce domaine, mais malheureusement ce beau projet est demeuré à la case départ.

Les professionnels de la santé (médecins de famille, médecins spécialistes, infirmières) sont les plus proches des malades ; les universités, elles, sont les premières à s'impliquer activement dans la restructuration du système de santé. La population a aussi un rôle à jouer. Voyons comment cela peut permettre de changer des choses.

Le médecin de famille

Le médecin de famille doit se concentrer sur le diagnostic et le traitement, les tâches connexes devant être transférées à d'autres professionnels de la santé. Les cliniques médicales doivent offrir plus de services et être moins concentrées dans certains quartiers des villes. On ne peut plus avoir des cliniques à tous les coins de rue.

Dans un tel contexte, le médecin de famille doit être le principal intervenant à la porte d'entrée du système de santé et le responsable de l'organisation générale des soins médicaux. Pour y arriver, il a besoin d'avoir accès à l'infrastructure nécessaire, aux plateaux techniques, y compris aux outils d'évaluation (imagerie, laboratoire) et à leurs résultats rapidement. Il doit aussi avoir un accès privilégié à l'expertise des médecins spécialistes, aux autres services de santé et au soutien administratif approprié. C'est à ces niveaux que les problèmes se font particulièrement sentir. Par exemple, depuis plus de dix ans, le gouvernement a investi des millions dans l'informatisation des cliniques médicales. À ce jour, nous en sommes toujours au stade de projet pilote.

À l'avenir, le médecin de famille devra prendre en charge une clientèle de plus en plus vulnérable en raison du vieillissement de la population, de l'appauvrissement de la société, de la désintégration des structures sociales traditionnelles et de l'augmentation de l'immigration, pour ne citer que quelques facteurs. Son travail devient inévitablement plus compliqué. Tant qu'il n'aura pas les ressources techniques, informatiques et humaines nécessaires pour réussir à bien traiter les patients, le médecin de famille ne pourra pas suffire à cette lourde tâche et les urgences resteront l'échappatoire de trop nombreux patients.

Les médecins spécialistes

Les médecins spécialistes doivent aussi collaborer à l'amélioration du système de santé.

► Ils doivent montrer, eux aussi, plus d'ouverture quant au partage d'actes médicaux avec d'autres professionnels de la santé. Par exemple, une ouverture plus grande des anesthésiologistes envers les inhalothérapeutes aiderait grandement à régler certains problèmes en salle d'opération.

► La médecine interne devrait être la spécialité la plus importante dans un centre hospitalier. Le médecin spécialiste en médecine interne est le généraliste des spécialistes. Il devrait être le premier sur la ligne d'attaque en milieu hospitalier, pouvoir faire certains tests qui lui ont été enlevés par d'autres spécialistes pour des questions d'argent et de chasse gardée et développer une relation de choix avec le médecin de famille. L'interniste peut lui-même traiter plusieurs maladies sans aller directement à d'autres spécialistes. Cette façon de faire éviterait de nombreuses consultations à d'autres spécialistes et diminuerait non seulement les coûts, mais de nombreuses visites médicales aux patients. Par exemple, un interniste d'un hôpital régional avait suivi un cours dans une grande université américaine pour pratiquer des examens de gastroscopie (examen de l'estomac au moyen d'un tube) alors qu'il n'y avait pas de gastro-entérologue dans cet hôpital. En revenant pratiquer dans un hôpital de Montréal, où il y avait deux gastroentérologues, il lui a été défendu de pratiquer cette technique, qui faisait partie des actes réservés à cette spécialité. Bel exemple d'une attitude syndicale.

► Le ministère devrait donner des primes pour augmenter le nombre d'internistes dans nos hôpitaux.

► Enfin, espérons que l'informatisation du réseau sera terminée une fois pour toutes, et qu'après avoir dépensé des millions et des millions de dollars des citoyens, l'éléphant n'accouchera pas d'une souris...

Les infirmiers et les infirmières

La collaboration entre l'Ordre des infirmières et infirmiers du Québec (OIIQ) et le Collège des médecins du Québec a toujours été bonne et a fait aboutir un projet de règlement qui élargit le champ de pratique du monde infirmier. Il y aura de plus en plus d'infirmières praticiennes spécialisées (IPS) qui travailleront dans des équipes de soins chroniques et en centres hospitaliers de soins de longue durée (CHSLD), soulageant ainsi le travail des médecins en hébergement et évitant de nombreux transferts à l'urgence. Meilleure efficacité et diminution des coûts : un avancement très louable. Sans oublier la présence d'infirmières spécialisées en cardiologie, en néphrologie et en néonatalogie.

J'ai toujours supporté autant la création que le rôle de l'infirmière praticienne spécialisée et je continue à croire en leur importance. Nous sommes en retard dans ce dossier par rapport aux autres provinces canadiennes. Il faut donc continuer d'accroître le nombre d'infirmières cliniciennes dans la prévention et le suivi de certains types de malades, et de leur donner un plus grand le rôle. Par contre, l'objectif qu'avait fixé le gouvernement de produire 2000 infirmières praticiennes en dix ans ne pourra être atteint à cause de l'impossibilité des facultés de sciences infirmières d'accueillir 200 étudiants par année.

Les universités

D'une part, selon le président de l'Association des jeunes médecins du Québec, beaucoup de diplômés fuient les cabinets par crainte de se retrouver seuls pour faire un diagnostic et choisir un traitement. La pratique hospitalière pour 38 % des généralistes contre 20 % ailleurs au pays expliquerait en partie ce problème.

Mais que leur enseigne-t-on dans les universités ? Des stages dans les cliniques privées pourraient-ils aider les jeunes médecins à avoir moins peur de travailler en cabinet plutôt que dans les unités de médecine familiale trop liées à l'environnement hospitalier ?

D'autre part, dans une courte lettre publiée dans *La Presse*, le Dr Martin Juneau, de l'Institut de cardiologie de Montréal, parle de l'échec des facultés de médecine qui n'arrivent pas à déceler les individus sans aucune empathie et qui ne devraient jamais être admis en médecine. C'est un jugement pour le moins sévère. Je suis d'accord avec lui pour affirmer que les universités doivent affiner leurs critères d'admission et modifier le curriculum des études en médecine pour répondre de façon plus pratique et efficace aux besoins de la population.

Enfin, le grand public

Le changement d'attitude des professionnels de la santé et les modifications apportées au système de santé ne suffisent pas : il faut sensibiliser davantage la population aux questions relatives au domaine de la santé. À cet effet, les économistes ont découvert cinq facteurs responsables de l'augmentation de la consommation médicale : l'augmentation de la longévité de la population, le déplacement des populations rurales vers les villes, l'élévation du niveau de vie des gens, l'élévation du niveau de culture générale et les progrès scientifiques. Finalement, on réalise que les médecins ne sont pas les seuls responsables de la surconsommation médicale. La société y contribue amplement par son intérêt croissant envers la médecine et ses progrès. C'est pourquoi les problèmes du système de santé ne pourront être maîtrisés à moins d'obtenir la solidarité nécessaire entre la population, le gouvernement, les syndicats et les professionnels de la santé pour atteindre ces objectifs.

CONCLUSION

L'État a le devoir impérieux de s'assurer que tous les citoyens et citoyennes aient un accès équitable à la santé. Il n'est plus possible d'offrir les soins, services et technologies des années 2000 au prix des années 1980. Les politiciens devront avoir le courage de le dire ainsi que de faire face à la situation ; la population, elle, devra enfin le reconnaître et investir davantage dans sa santé.

Les changements proposés par le gouvernement ne sont sûrement pas tous parfaits et facilement acceptables par tout le personnel œuvrant en santé, mais il est grand temps de crever et de drainer l'abcès pour en arriver à une meilleure cicatrisation de notre système de santé.

RÉFÉRENCES

Archambault, E. « Une réforme bulldozer », *Journal de Montréal*, 6 février 2015, p. 11.

Beaulieu, C. « Cessez le feu chez les médecins », *L'actualité*, mars 2015, p. 5-6.

Bonnin, A. *Des idées pour le Québec*, Éditions Carte blanche, Outremont, 1998, 158 p.

Boyer, M. *La performance économique du Québec : constats et défis*, Université de Montréal, janvier 2006, 31 p.

Buton, P. « Négociez », *La Presse*, 4 février 2015, p. A20.

Commission Rochon. *Rapport de la Commission d'enquête sur les services de santé et les services sociaux*, Gouvernement du Québec, 1988, 803 p.

Commission Clair. *Examen du système de santé du Québec*, Division des affaires politiques et sociales, Gouvernement du Québec, janvier 2001.

Commissaire à la santé et au bien-être. *Document d'orientation : améliorer notre système de santé et de services sociaux*, Gouvernement du Québec, septembre 2011.

Commissaire à la santé et au bien-être. *Les urgences au Québec : Évolution de 2003-2004 à 2012-2013*, Gouvernement du Québec, 2014, 50 p.

Commonwealth Fund, *International Health Policy Survey*, 19 novembre, 2014.

Chrétien, D.. « Rémunération des médecins : coupez ! », *L'actualité*, février 2015, p. 17.

Facal, J., « Contre le paiement à l'acte (1) », *Journal de Montréal*, 9 février 2015, p. 32.

Facal, J., « Contre le paiement à l'acte (2) », *Journal de Montréal*, 11 février 2015, p. 24.

Godin, L. « La responsabilité de l'État », *La Presse*, 4 février 2015, p. A21.

Groupe de travail sur la complémentarité du secteur privé dans la poursuite des objectifs fondamentaux du système public de santé du Québec. *Rapport Roland Arpin*, Ministère de la Santé et des services sociaux, Québec, 1999, 117 p.

Institut canadien d'information sur la santé (ICIS). *Données sur le système de santé canadien*, 10 avril, 2014, 49 p.

Juneau, M. « La part des facultés », *La Presse*, 3 février 2015, p. A14.

Lamontagne, Y. *Peut-on se payer notre système de santé ?*, conférence présentée à l'Institut canadien de la retraite et des avantages sociaux, Jonquière, 15 septembre 1998.

Lamontagne, Y. *Un système de santé plus performant*, conférence présentée à la Chambre de commerce du Montréal métropolitain, Montréal, 11 novembre 2003.

Lamontagne, Y. *Le médecin de famille : un rôle essentiel à moderniser*, conférence présentée au Département de médecine familiale de l'Université Laval, 17 février 2006.

Lamontagne, Y. *Et si le système de santé vous appartenait ?*, Québec-Amérique, Montréal, 2006, 114 p.

Lamontagne, Y. *Constats sur le système de santé*, conférence présentée à l'Association québécoise des établissements de santé et de services sociaux, Montréal, 27 mars, 2008.

Lamontagne, Y. *L'avenir des cliniques médicales*, conférence présentée à l'Association des cliniques médicales du Québec, Montréal, 6 novembre 2014.

Lamontagne, Y. « Le système de santé et les aînés de demain », *Le point en administration de la santé*, vol. 10, n° 1, p. 54-57, 2015.

Osborne, D. et Gaebler, T. *Reinventing government*, Plume, New York, 1993, 405 p.

Proulx, D. « Des buanderies d'hôpitaux dans la mire du privé », *Journal de Montréal*, 11 février 2015, p. 33.

Roberge, H. « Il nous faut une politique globale de santé et de bien-être », *La Presse*, 10 février 1988, cahier A.

Séguin, F. *La bombe et l'Orchidée*, Éditions Libre Expression, Montréal, 1987, 204 p.

Séguin, Y. *Commission sur le déséquilibre fiscal*, Gouvernement du Québec, 2002, 214 p.

Vailles, F. « Une expérience albertaine élimine l'attente des patients », *La Presse*, 20 janvier 2015, p. 4.